COURS ÉLÉMENTAIRE

DE

Service de Santé Militaire

DEUXIÈME

CONFÉRENCE

Faite par le Docteur Louis DELMAS

Médecin principal de l'Armée

Chef des salles militaires de l'hôpital de Poitiers

····◇····

POITIERS

IMPRIMERIE OUDIN ET Cie

4, Rue de l'Eperon, 4

—

1894

COURS ÉLÉMENTAIRE

DE

Service de Santé Militaire

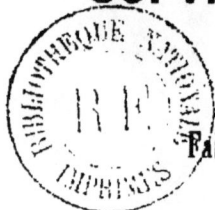

2e CONFÉRENCE

Faite par le Docteur Louis DELMAS

Médecin principal de l'armée
Chef des salles militaires de l'hôpital de Poitiers

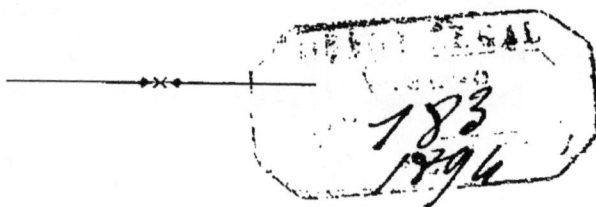

POITIERS

IMPRIMERIE OUDIN ET Cie

4, RUE DE L'ÉPERON, 4

1894

COURS ÉLÉMENTAIRE

DE

SERVICE DE SANTÉ MILITAIRE

MESDAMES, MESSIEURS (1),

Je manquerais au plus agréable des devoirs, en ne vous exprimant pas avant tout et du fond du cœur, combien j'ai été sensible aux élogieuses appréciations dont vous avez honoré ma première conférence, et au trop flatteur compte rendu que Monsieur le secrétaire général en a présenté dans les colonnes du *Courrier de la Vienne*, répandant ainsi sur toute l'étendue de la région affectée à votre Comité, l'élégante et substantielle analyse d'un travail utile, je l'espère, mais assurément plus consciencieux que méritant.

Il ne me faut rien moins que l'appui de c, précieux encouragement pour me résoudre aujourd'hui, à tenter un nouvel appel à votre indulgente attention, et, poursuivant mon programme, à descendre dans ces banales mais

(1) Réunion annuelle de la Société de la croix rouge.

indispensables questions de détail qu'ennoblit cependant la haute utilité des fonctions réservées aux adeptes de la bienfaisante *croix rouge* : — emblème doublement affirmatif du dévouement par son signe vénéré, et de la charité par sa généreuse couleur.

Or, où trouver un milieu prédestiné, au même titre que le milieu hospitalier, à la réalisation matérielle de ces deux grandes idées ? C'est là, dans ces humbles Aumôneries du moyen âge, dans ces sombres Léproseries du temps des Croisades, dans ces repoussants hôpitaux de pestiférés des xvᵉ et xviᵉ siècles, enfin dans nos grandioses hospices modernes que se sont accomplis et s'accomplissent encore chaque jour les actes vraiment expressifs d'une bienfaisance effective et pratique. Par un contraste trop étrange pour ne pas révéler une origine surnaturelle, ces asiles de la douleur, des infirmités et de la misère, fléaux si redoutés de notre faible nature, n'ont-ils pas, en effet, toujours offert un irrésistible attrait aux âmes d'élite de toute condition sociale ?

Aussi ai-je pensé que, mus par les mêmes sentiments, désireux de suivre les nobles exemples que l'histoire locale de la plus ancienne de vos maisons hospitalières me donne en ce moment l'occasion et le plaisir de faire revivre (1), vous voudriez bien prendre un intérêt personnel

(1) *Histoire de l'Hôtel-Dieu de Poitiers*, par le Dʳ Louis Delmas, médecin principal de l'armée, in-8°, 94 p., avec plan, 1894. Poitiers, Oudin, éditeur.

à la connaissance des principes, des règles et des coutumes du fonctionnement d'un hôpital actuel ; — à voir, en quelque sorte, se dérouler devant vous le tableau de la vie intime et spéciale d'un de ces établissements modèles, qui, fidèles aux traditions du passé, mais rigoureux observateurs d'une hygiène irréprochable et d'une économie mieux entendue qu'autrefois, procurent libéralement à chaque malade le maximum de bien-être, de confortable, et de garanties de guérison que la plus exigeante philanthropie ait de nos jours le devoir de lui assurer.

*
* *

On se fait assez généralement, dans le monde, une idée fort inexacte de la réelle et surprenante complexité, tant soit peu même hétérogène, des parties intégrantes nécessaires à la parfaite constitution d'un hôpital. Pour beaucoup de personnes ce mot ne représente à l'esprit que le spectacle exclusif, accidentellement entrevu, de salles spacieuses, où dans des lits très et souvent trop nombreux, des malades plus ou moins gravement atteints reçoivent les soins d'un personnel dévoué et compétent. L'œil du visiteur de passage, arrêté par les détails, parfois inquiétants, de ce milieu peu connu, ne cherche pas à en franchir les murs ; sa pensée, absorbée par la troublante contemplation de la maladie, sous ses formes les plus suggestives, ne songe pas davantage à calculer par quels moyens et de quels endroits se rendent, au moment voulu, vers ces lits rarement vides, tous les objets utiles aux hôtes qui s'y succèdent.

Ce n'est pas à une visite de ce genre que j'ai l'honneur de vous convier pour l'instant : et puisque les circonstances m'appellent à la bonne fortune de vous servir de guide, commençons sans plus tarder l'exploration méthodique et complète des locaux et des services, dont la salle typique, que nous venons d'entr'ouvrir, est tout à la fois l'âme et la dépendance.

Il est à peine besoin de vous rappeler que, pour ne pas perdre de vue le côté pratique qui fait la seule raison d'être de ce cours, notre étude aura pour unique sujet l'organisation d'un hôpital militaire de moyenne importance, tel qu'un hôpital de 100 lits, — type approximatif sur lequel il vous conviendra, le cas échéant, d'aménager vos futurs hôpitaux auxiliaires.

TROISIÈME PARTIE.

NOTIONS D'ORGANISATION HOSPITALIÈRE.

Le fonctionnement régulier d'un hôpital résulte de l'action parallèle et coordonnée des services fondamentaux ci-après :

Direction,
Service médical,
Service pharmaceutique,
Service administratif,

dont les conditions respectives vous seront présentées dans autant de chapitres distincts.

Direction.

Le principe de la Direction hospitalière a subi, de nos jours, une très notable modification. Invariablement administrative jusqu'en 1882, c'est-à-dire confiée à des chefs non médecins, elle est devenue, depuis cette époque, exclusivement médicale, par suite de la consécration de l'autonomie du service de santé.

Médiocrement envieux de partager la célébrité du légendaire M. Josse, je m'abstiendrai d'insister sur les avantages, réels cependant, de ce nouvel état de choses. Bien plus conforme

1*

que l'ancien à la nature même du service hospitalier, où l'action médicale doit incontestablement
occuper le premier rang, il est imposé d'ailleurs,
dans l'armée, par l'expérience d'un passé désas-
treux et par l'impérieuse nécessité, surtout en
campagne, de l'unité de commandement.

Quoi qu'il en soit, médecin ou non, tout chef
d'hôpital ne saurait trop se pénétrer de l'importance de ses fonctions. Responsable de la bonne
tenue, de l'hygiène, de l'ordre et de la discipline
de son établissement ; obligé d'assurer la régu-
larité et l'harmonie de services assez opposés
dans leurs tendances malgré leur désir commun
de bien faire ; il est aussi le seul intermédiaire
naturel entre les diverses autorités et le personnel, y compris les malades, placé sous ses ordres.

A d'indispensables qualités natives de tact, de
fermeté et de bienveillance, il est enfin tenu
d'ajouter de solides connaissances administra-
tives, sans lesquelles sa bonne volonté resterait
stérile et son influence illusoire.

Service médical.

Deux médecins traitants, dont un plus spé-
cialement chirurgien, secondés par deux aides
ou internes, suffisent à un hôpital de 100 lits. En
temps de paix, la division naturelle du service
médical en deux catégories, fiévreux et blessés,
ne donne pas une exacte répartition des malades
dans ces deux groupes, le chiffre des affections

chirurgicales ne représentant habituellement que le tiers des maladies traitées. Mais il n'en sera certainement pas de même en temps de guerre, où, selon toutes les prévisions, le nombre des blessés égalera, pour le moins, si le plus souvent il ne le dépasse pas, celui des fiévreux.

Dans un hôpital à direction administrative, ce qui sera le cas de vos hôpitaux auxiliaires, le plus ancien des médecins traitants exerce la surveillance technique du service médical et sert d'intermédiaire entre le personnel attaché à ce service et la Direction. Il prend l'initiative des propositions concernant l'hygiène et la désinfection, tient au courant la statistique médicale et fait établir les certificats de visite et de contre-visite concernant les militaires en traitement.

Dans le fonctionnement du service médical, nous devons considérer les locaux; — les visites; — les régimes ; — l'exécution des prescriptions faites par les médecins traitants ; — le matériel.

I. *Locaux*. — Une salle de malades modèle doit satisfaire du mieux possible aux desiderata ci-après : éloignement de tout local suspect ou empêchant le renouvellement de l'air ; — exposition au soleil au moins sur une des faces : — forme régulière d'un rectangle permettant, sur chacun des deux grands côtés, l'installation de 12 lits au maximum, séparés par un intervalle minimum d'un mètre ; — fenêtres opposées, à raison d'une entre deux lits ; — murs et plafonds enduits de plâtre, peints à l'huile et

vernis, avec angles arrondis ; — parquet en
chêne ciré ; — cubage de 40 mètres par lit.

Un hôpital de 100 lits serait ainsi pourvu de
trois salles à 24, dont une au rez-de chaussée
pour les blessés et les autres au 1er étage : le
reste des lits répartis en chambres de 3 à 10
pour les malades à isoler.

Je ne mentionnerai que pour mémoire les
indispensables locaux de décharge qui doivent
servir à remiser les ustensiles de ménage (balais,
brosses, etc.), qu'il importe, à tous les points de
vue, de ne pas laisser séjourner dans les salles.

Les locaux accessoires comprendront :

Un cabinet pour chaque médecin traitant et
pour chaque sœur ou dame surveillante ;

Un réfectoire pour les malades en état de sortir
de leur salle ;

Une salle d'opération ou de pansement ;

Une salle de bain ;

Une salle pour les morts et pour les autopsies.

Enfin, et bien que le sujet ne soit rien moins
que littéraire, je ne puis passer sous silence la
vulgaire, mais importante question de l'installation des *closets*. — Il n'en est pas de plus
difficile à résoudre au mieux des justes exigences
de l'hygiène et de la propreté.

Aussi, dans la construction d'un hôpital nouveau ou dans l'aménagement d'un hôpital
improvisé, les architectes, les médecins et les
administrateurs feront-ils appel à toutes les
ressources de leur art et de leur expérience pour

obtenir la transformation de ces foyers, trop naturels, de cultures microbiennes et d'émanations dangereuses, en locaux inoffensifs, je dirais volontiers non soupçonnables, où ni l'odorat ni la vue n'aient à subir aucune impression répulsive. — De la lumière et de l'air à profusion ; — de fraîches peintures se partageant les murs avec un revêtement en faïence vernissée ; — un pavage cimenté ou formé de céramique polychrome ; — des appareils en grès émaillé ou mieux en porcelaine blanche, munis de siphons constamment immergés ; — des réservoirs d'eau à chasse périodique : — tels seront les moyens certains et pratiques d'assurer ces résultats qu'on a généralement le tort de considérer comme irréalisables et dont les nouvelles salles militaires de l'Hôtel-Dieu de Poitiers offrent, depuis plusieurs mois, la très satisfaisante démonstration.

II. *Visites.* — La visite médicale est l'opération fondamentale du service. Constatation officielle et publique de l'état de chaque malade, des soins spéciaux qu'il doit recevoir, de la qualité, de la quantité et de la nature des aliments, médicaments et autres objets matériels nécessaires à son traitement, elle permet à tous de contrôler la loyale exécution des prescriptions faites par le médecin traitant ; — de rassurer, par suite, les esprits inquiets ou méfiants sur les éventualités de leur séjour à l'hôpital, habituellement suspect pour les nouveaux venus. — Aussi est-il indispensable que les prescriptions soient formulées à haute voix, auprès de chaque lit, au milieu du silence général, dans les termes traditionnels, et devant le personnel chargé de les appliquer. Un aide ou un infirmier de visite les inscrit aussitôt, à la date du jour, sur la feuille affectée, dans le cahier de la division, au nᵒ du lit occupé par le malade.

Ces cahiers, désignés sous le nom de *cahiers de visite*, sont au nombre de deux par division : un pour les jours pairs, l'autre pour les jours impairs. Ils contiennent autant de feuilles que de numéros de lits et se renouvellent tous les mois. — Les feuilles, imprimées d'après un modèle uniforme, comprennent deux parties : un en-tête pour la mention de l'état civil des malades (noms, prénoms, etc.) ; — un corps, divisé en casiers, pour celle du régime alimentaire, des remèdes et des observations médicales. — Nous verrons, en nous occupant des régimes, par quelle méthode sûre et facile d'abréviations conventionnelles, on parvient à inscrire ces prescriptions à peu près aussi vite qu'elles sont dictées.

La visite du matin donnant en quelque sorte le mot d'ordre à tous les autres services, il importe qu'elle ait lieu régulièrement aux mêmes heures, et qu'elle finisse assez tôt pour laisser, à la cuisine et à la pharmacie, le temps de préparer les aliments et les remèdes ordonnés pour le jour, et dont il leur est rendu séparément

compte dans les formes que nous ferons con-
naître plus loin. — Une deuxième visite, également réglementaire, mais de moindre importance que la première, est pratiquée dans l'après-
midi, sous le nom de *contre-visite*, un peu
avant le repas du soir. Elle a pour but de véri-
fier la bonne administration des soins donnés
aux malades et de parer aux indications urgentes
survenues depuis lé matin.

III. *Régimes.* — Quelle que soit sa formelle
intention de prendre pour règle absolue la satisfaction individuelle des malades, si utile à leur
guérison, le personnel hospitalier ne peut cependant s'astreindre à accepter de chacun d'eux le
menu de ses repas et à multiplier ainsi à l'infini,
des préparations culinaires qui, par leur extra-
vagance inévitable, dérouteraient l'inexpérience
des cuisiniers, sans profit pour l'intéressé, parfois même à son détriment et sûrement à celui
du budget de l'hôpital. — Une pareille tolérance
ne doit être accordée qu'aux malheureux pour
lesquels c'est œuvre pie d'adoucir par tous les
moyens la cruelle rigueur des derniers moments ;
— ou aux sujets atteints d'affection nécessitant
une nourriture spéciale.

La variété des types généraux qui, sous le
nom de *régimes*, servent de base au service de
l'alimentation, est d'ailleurs suffisamment élastique pour satisfaire, dans l'immense majorité
des cas, aux exigences des malades et des médecins.

Nous admettons, dans nos hôpitaux militaires, trois sortes de régimes : — *grand régime* ; — *petit régime* ; — *régime des diètes.*

Le *grand régime* est destiné aux malades en bon état de fonctionnement digestif, tels que la plupart des blessés et convalescents. Il comprend quatre degrés, différant à peu près exclusivement par la quantité de pain, laquelle augmente de 80 *grammes* par degré :

Ainsi le 1er *degré* a droit à :

Pain — 80 grammes.
Soupe — 40 centilitres.
Viande crue — 75 grammes.
Légumes secs ou verts.

La quantité de pain est ensuite successivement de 160 gr. pour le 2e degré ; — 240 gr. pour le 3e ; — et 320 gr. pour le 4e. Celle de la viande crue se maintient au chiffre uniforme de 150 gr. : la soupe et les légumes sont également invariables.

Le *petit régime* est réservé aux malades ayant besoin d'une nourriture moins lourde et plus variée, dont la composition est pour ainsi dire illimitée : — potages de toute sorte ; — aliments légers, tels que côtelettes, volailles, poissons, œufs, légumes fins, entremets, dessert, indifféremment attribués aux *trois degrés* de ce mode d'alimentation, lesquels se distinguent par la quantité de pain : 40 gr. pour 1|2 degré ; 80 pour un degré, et 160 pour deux degrés.

Le *régime des diètes*, c'est-à-dire sans pain, se divise en :

Diète avec aliments. — Ex. : bouillon, — vermicelle et biscuits, — etc.

Diète lactée.

Diète absolue.

C'est le régime des maladies graves ou fébriles à leur début.

Dans tous les régimes avec pain et viande, celle-ci est invariablement servie rôtie le matin : les grands régimes n'ont le soir que du bouilli, car c'est avec leur allocation de viande crue que doit se préparer le bouillon gras commun, à raison de 3 litres d'eau par kilogramme de viande. — On estime généralement à 45 pour 100 du poids primitif le rendement de la viande bouillie, à 50 pour 100 celui du rôti et du poisson frais.

Les soupes, potages et bouillons sont toujours distribués par 40 centilitres.

Enfin, le matin au réveil, les malades dont l'état le permet reçoivent, selon les prescriptions, 25 centilitres de café noir, — de café au lait, — ou de chocolat.

Les *Boissons alimentaires* sont le vin, rouge ou blanc (10 à 20 centilitres par repas) ; — le lait, la bière, le cidre, le thé (25 à 50 centilitres).

J'ai fait, il y a peu d'instants, allusion aux artifices expéditifs, grâce auxquels l'aide chargé de la tenue des cahiers sténographie, pour ainsi

dire, les prescriptions du médecin traitant. —
Voici quelques exemples de ces abréviations aussi
lisibles que nécessaires.

Supposons qu'il ait été ordonné au malade X :
pour le petit déjeuner : un chocolat ; pour le
repas du matin : un demi-degré — avec riz au
lait, — volaille, — deux œufs sur le plat ; —
pour le repas du soir : — soupe au lait et bis-
cuit, et, comme boisson alimentaire : 20 centilitres de vin blanc.

Cette prescription, qui ne contient pas moins
de 42 mots, se réduira sur le cahier aux 26
lettres et 4 chiffres ci-après :

FAC-SIMILÉ D'UNE PAGE DE CAHIER DE VISITE·

Salle   Lit n°

NOMS et PRÉNOMS	CORPS	DATES		MUTATIONS
		De l'invasion de la maladie.	de l'entrée à l'hôpital.	

JOURS du MOIS	ALIMENTS		BOISSONS		REMÈDES ET PRESCRIPTIONS.	OBSERVATIONS
	du matin	du soir	du matin	du soir		
	choc. 1/2 riz l. vol. 00 pl	sp. l. bisc	V. bl. 20.			
	Caf. 2		V. 20			

La deuxième prescription, bien autrement simplifiée, se traduit par :

Grand régime, deux degrés matin et soir,

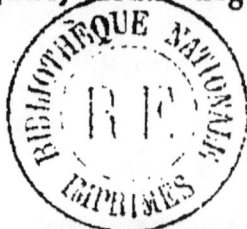

café, 20 centilitres de vin rouge à chaque repas.

IV. *Exécution des prescriptions médicales*. — A vrai dire, l'exécution des prescriptions médicales commence en même temps que la visite ; mais c'est surtout après qu'elle s'accomplit dans tous ses détails sous la surveillance ou par l'intervention directe du personnel chargé de ce soin. Ce personnel se compose essentiellement des infirmiers, *dits* de *visite*, ou *panseurs*, pris parmi les plus instruits et les plus disciplinés, et suffisamment dressés à la pratique de la petite chirurgie : observation de température, — tenue des cahiers ; — application de ventouses, de sangsues, de vésicatoires, de sinapismes, pansements simples, etc. — Les autres infirmiers, au nombre de *un par six malades*, restent exclusivement affectés à l'entretien de la propreté et aux soins non techniques incessamment réclamés par les malades. Deux infirmiers de visite suffisent par division ; dans les hôpitaux abondamment pourvus, un interne ou un aide les a sous son contrôle immédiat.

Dès la fin de la visite, l'un des infirmiers panseurs établit rapidement, d'après le cahier, le relevé des prescriptions alimentaires, qu'il porte ensuite à la *Dépense*, pour qu'on y prenne connaissance des quantités nécessaires à l'effectif du jour ; l'autre opère de même pour la Pharmacie, et aussitôt les fioles à médicaments préparées et munies d'étiquettes reproduisant les numéros des lits, il distribue les remèdes en indiquant la manière d'en faire usage, ou les faisant prendre devant lui, selon les ordres et les cas. Pendant ce temps, le premier suit, le cahier à la main, la distribution des aliments, qui est généralement sonnée à 10 h. du matin et à 5 h. du soir.

Un autre détail de service, non moins important, est celui de la garde nocturne. Ceux que le devoir ou la curiosité a conduits dans un hôpital, la nuit, ont certainement éprouvé un inoubliable saisissement. — Ces galeries désertes, agrandies par la demi-obscurité résultant d'un éclairage nécessairement discret, où les pas les plus légers éveillent des échos inquiétants ; — ces salles endormies, d'un sommeil trompeur, où la vacillante lueur des veilleuses effleure de reflets indécis des figures enfiévrées ; — cette accablante atmosphère, où l'on sent lourdement flotter comme un épais nuage de pensées en délire et de rêves sans fin, imposent au premier abord une anxieuse surprise, que les familiers même ne parviennent pas toujours à vaincre.

Telle est cependant la scène et telles sont les impressions qui obsèdent, pendant de longues heures, des cerveaux surexcités par l'insomnie ou affolés par les cauchemars, et leur suggèrent si souvent l'irrésistible impulsion de fuir, n'importe où, ces lieux pleins d'horreurs et de fantômes menaçants.

De pareilles déterminations doivent être pré-

venues à tout prix. On y parvient, autant qu'il
est possible, par une sérieuse organisation du
service de nuit. Ce service, extrêmement pénible,
puisqu'il s'accomplit aux dépens d'un repos, si
utile après les fatigues souvent considérables du
jour, est par là même celui qu'il est le plus difficile d'assurer avec un personnel habituellement
restreint. D'où la nécessité de le contrôler effec-
tivement, sinon il ne donnerait qu'une fausse
sécurité et compromettrait, sans excuse, la responsabilité de la Direction.

Il conviendra, dans ce but, d'adopter la
période comprise entre 6 h. du soir et 6 h. du
matin, et de la diviser en deux quarts, également
de six heures, qui permettront aux hommes
de service de ne veiller qu'une demi-nuit. Aller
au delà ce serait demander à la nature plus
qu'elle ne peut fournir. En dehors de circonstances exceptionnelles, le tour de garde doit garantir à chaque infirmier un minimum de deux
nuits sur trois, pleinement passées dans son lit.
Mais, de son côté, il n'oubliera pas qu'il lui est
rigoureusement interdit de se coucher, de s'en-
dormir ou de s'absenter de son poste. La vie des
malades, même peu gravement atteints, dépendra
plus d'une fois de sa vigilance.

V. *Matériel.* — Le matériel nécessaire à l'exécution du service médical comprend : — 1° les
objets d'usage journalier tels, que : thermomètres
médicaux, thermo-cautère, appareils électri-
que ; 2° l'arsenal chirurgical, dont la compo-

sition peut être approximativement fixée à quatre
boîtes d'instruments destinés :

Aux amputations et résections,

Aux opérations diverses,

A l'exploration des organes de la vision,

Aux autopsies.

Plus des accessoires variables selon les besoins
du moment et les habitudes des médecins traitants.

Service Pharmaceutique.

Les incessantes découvertes de la chimie orga-
nique, augmentant chaque jour le nombre des
produits stables qui représentent les principes
actifs des plantes médicamenteuses, ont amené
dans la pratique de la pharmacie hospitalière une
remarquable simplification.

Toutefois, bien qu'à l'aide des solutions titrées
et des poudres déjà dosées dans les cachets
qui les renferment les préparations quotidiennes
s'exécutent avec une surprenante facilité, il n'en
serait pas moins imprudent de les confier à des
personnes peu entendues ou insuffisamment
exercées. C'est dire que le service pharmaceutique doit, en principe, être dirigé par un homme
de l'art, diplômé de 1re ou de 2e classe, secondé
d'un aide assez expérimenté pour remplacer le
titulaire. Le gros ouvrage et les soins de propreté des locaux et du matériel exigent la pré-
sence permanente de deux servants.

Le pharmacien a pour objectif de ne jamais

2*

être pris au dépourvu, soit dans ses approvisionnements généraux, soit dans les préparations
spéciales, couramment exigées par la nature des
maladies régnantes ou par les préférences thérapeutiques des médecins. Il se fait une règle
absolue d'accomplir sans retard ni hésitation les
prescriptions, dûment vérifiées, qui lui parviennent.

Pour lui faciliter sa tâche, le service médical
est d'ailleurs astreint à certaines obligations,
dont il assume seul la responsabilité. Ainsi, dès
le réveil, l'infirmier de visite chargé de la distribution des remèdes est tenu de recueillir
toutes les fioles ayant servi la veille et de les
remettre à la pharmacie, afin qu'elles soient
nettoyées au plus tôt. Aussitôt après la visite,
le même infirmier inscrit, par n° de lit, sur une
bande de papier bulle, les unes au-dessous des
autres, séparées par une découpure destinée à
former un anneau qui enveloppera le goulot de
la fiole, les prescriptions portées au cahier. Il
les apporte ensuite à la pharmacie, les détache
d'un rapide coup de ciseau et en revêt les fioles,
qui sont immédiatement présentées au pharmacien. Le bouchage, aussi simple que l'étiquetage,
consiste en de modestes cornets de papier pré-
parés par les malades eux-mêmes, dans les moments de loisir qui ne leur font pas défaut.

Les raisons d'économie de temps, déjà invo-
quées au sujet du régime alimentaire, ne permettent pas d'écrire en toutes lettres les prescrip-

tions thérapeutiques, sauf celles qui ont pour objet des médicaments tout particulièrement dangereux, comme : l'atropine, la strychnine, l'aconitine, etc., dont l'inscription ne doit rigoureusement donner lieu à la moindre erreur d'interprétation. — On a donc recours, dans la pratique, au système si commode et si expéditif des abréviations. Exemple :

Tisane de tilleul édulcoré : deux pots.

Potion avec { Extrait de quinquina, 4 grammes. sirop d'écorce d'oranges amères, 50 grammes.

Loch avec { kermès minéral, 5 décigrammes ; sirop diacode, 30 grammes.

Vésicatoire et cataplasme opiacé, figureront dans la case des remèdes et prescriptions sous les formules suivantes :

Til. ed. 2.   Pot. { extr. q. q. 4. sp. éc. or. am. 50.

Loch { kerm. min. 0.5 décigr. sp. diac. 30.

Vésic.   cat. op.

Des locaux et du matériel de la pharmacie, je me bornerai à dire que, pour un hôpital temporaire, trois pièces réparties en : tisanerie, laboratoire et magasin, suffiront amplement aux besoins du service. Le matériel pourra se restreindre : aux récipients à médicaments, fioles, pots, flacons, etc. ; — aux ustensiles nécessaires à la

préparation des infusions, tisanes, cataplasmes ;
— aux objets d'usage plus technique, verres et
éprouvettes gradués, balances, mortiers, filtres,
thermomètres ; — toutes choses que le pharmacien titulaire, ou la personne qui le remplacera,
aura soin de spécifier et de demander à l'administration. — Les hôpitaux permanents exigent
naturellement une installation analogue, mais
plus complète et moins limitée.

Service administratif.

Si le traitement médical est le but essentiel de
l'organisation hospitalière, on ne saurait mécon-
naître que son efficacité dépend, pour une large
part, du bon vouloir, de l'opportunité et des
ressources de l'intervention administrative. Il est
peu d'établissements où la multiplicité des besoins rende la surveillance financière aussi com-
pliquée, et aussi nombreuses les occasions de dépenses stériles ou exagérées, par entraînement
d'une commisération, toujours prête à donner,
sans calcul et sans restriction. Or, pour donner
au plus grand nombre, ce qu'on doit se propo-
ser avant tout, il importe de s'astreindre, dans
chaque cas individuel, à éviter de donner le
superflu, de crainte d'être péniblement réduit à
ne pouvoir, trop souvent, donner le nécessaire.
Telle est l'explication de cette méticuleuse
réglementation, commune à tous les hôpitaux
bien dirigés ; négation apparente de la largeur
d'idées inséparable, *a priori*, de l'esprit de

charité, dont il semble difficile de trouver ailleurs une plus parfaite manifestation.

L'administration d'un hôpital a pour devoirs généraux :

De justifier, à tout instant, du nombre et de l'identité des malades en traitement ;

De leur procurer tous les moyens d'alimentation, — de médication, — de chauffage, — d'éclairage et d'habillement nécessaires à leurs besoins ;

De faire sans retard la déclaration des décès survenus parmi eux, de pourvoir à l'inhumation des décédés ; de veiller à la conservation des effets et valeurs qu'ils ont pu laisser ;

D'assurer le bon état d'entretien du matériel et des locaux : — la propreté, l'hygiène, la discipline et le bon ordre.

Enfin de rendre compte à qui de droit des dépenses occasionnées par ces diverses opérations.

Cet ensemble d'obligations, qui constitue ce qu'on est convenu d'appeler la Gestion d'un hôpital, se répartit, sous la direction d'un administrateur qualifié du titre d'économe ou de comptable, dans les services spéciaux ci-après :

Bureau des Entrées ;

Bureau de la Dépense ;

Bureau du Materiel ;

Bureau de la Comptabilité.

I. *Bureau des Entrées*. — Le bureau des entrées a sous sa dépendance : — toutes les opérations relatives au mouvement des malades ; —

à la surveillance des effets et valeurs qu'ils déposent en entrant ; — à l'administration du personnel subalterne de l'hôpital.

Mouvement des malades.   Tout malade admis dans un hôpital militaire ou militarisé doit être muni d'un billet d'entrée régulier et conforme au modèle que j'ai l'honneur de vous présenter. — La partie signalétique est établie par le commandant d'unité tactique (compagnie, escadron, batterie ou détachement) et visé par le major ; — la partie médicale, par le médecin du corps. — Ce billet, enregistré sur le registre des Entrées, timbré et numéroté, sert ensuite de billet de salle, et plus tard, de sortie. Mention y est faite des effets, valeurs et bijoux obligatoirement déposés par les entrants.

Aussitôt inscrits, ceux-ci sont conduits dans les salles et installés sans retard dans des lits toujours prêts à l'avance, — ou, si leur état et l'aménagement des lieux le permettent, conduits au vestiaire, pour y échanger leur linge et leurs vêtements contre le linge et les effets uniformes de l'hôpital.

Après inventaire, les effets remis par les nouveaux venus sont réunis en paquet, nettoyés avec le plus grand soin et désinfectés, s'il y a lieu, puis placés au rang que leur assigne le nº du lit correspondant, sur une des étagères du magasin particulier, dit *magasin des sacs*, exclusivement réservé à cet usage. Sur chaque paquet une étiquette imprimée reproduit le nom de

l'homme et le détail des effets dont il est pos-
sesseur.

Il y a trois sortes *d'entrées :* — par billet, —
par évacuation — ou pour ordre ; celles-ci concernant des malades qui ont changé de situation
pendant leur traitement, par exemple : un sous-
officier promu officier.

Les *sorties* sont au nombre de six : — par
guérison, — évacuation, — par congé de con-
valescence ou de réforme, — par décès, — par
évasion, pour ordre. — Le billet d'entrée, annoté
et signé par le médecin traitant, enregistré et
numéroté à nouveau par le bureau du mouvement, sert à constater l'une quelconque de ces
diverses sorties.

En cas de guérison, le jour de la sortie ne
compte pas comme journée de traitement.

Dès qu'un *décès* est survenu, l'administration
fait prévenir le médecin de garde ou le médecin
traitant pour la constatation ; recueille et inventorie
tous les objets laissés par le décédé ; informe télé-
graphiquement le maire de la commune où réside
la famille du défunt, et envoie à la municipalité
locale une déclaration en règle. Le décès est en
même temps inscrit sur un registre spécial. Les
formalités de l'inhumation sont ensuite concertées
avec les pompes funèbres, l'aumônier et l'autorité
militaire de la place. Quant à la succession, elle
est remise selon des règles déterminées aux héri-
tiers naturels qui en déchargent l'hôpital..

Il est ouvert à cet effet un carnet inventaire et

un registre des effets ou objets laissés par le décédé.

Le bureau des Entrées centralise les documents nécessaires à l'établissement du compte en journées par malade et par corps ; il fournit chaque matin à l'autorité militaire et au Directeur du service de santé la situation du jour, et, mensuellement, celle du mois écoulé. Il a également dans ses attributions la surveillance du vaguemestre chargé de la distribution de la correspondance aux malades et au personnel.

Un aide comptable ; — deux commis ; — un servant ; — trois pièces aménagées : l'une en *bureau*, la deuxième en *vestiaire*, la troisième en *magasin*, assureront son fonctionnement.

II. *Bureau de la Dépense*. — C'est une tâche passablement ingrate, et je doute fort d'être contredit là-dessus par les maîtresses de maison émérites qui veulent bien m'écouter, que de veiller à l'alimentation d'un groupe quelconque de personnes, même en parfait état de santé, disposées par suite de leur mieux à l'indulgence naturelle d'un estomac complaisant et d'un appétit soutenu. Aussi peut-on se représenter aisément quelles difficultés s'imposent chaque jour au préposé chargé de la dépense d'un hôpital important. Le nombre de ses pensionnaires, la variété et les égarements de leurs goûts culinaires, — l'imprévoyance ou la mauvaise foi des fournisseurs, — les distractions et l'indépendance artistique du cuisinier ; il n'est pas jusqu'aux caprices du fourneau qui ne conspirent, trop souvent avec succès, contre ses meilleures résolutions de calme bienveillant et de patience imperturbable.

Sans prétendre résoudre, à la satisfaction universelle, ces incidents obligés du ménage hospitalier, il s'efforcera de se garantir autant que possible contre les moindres causes de surprise ou d'irrégularité dans le fonctionnement d'un service auquel on ne pardonne d'habitude aucune défaillance. — Il s'assurera donc régulièrement de la bonne qualité des vivres et denrées; guidé par les besoins des jours précédents et par la connaissance exacte de l'effectif du jour, il fixera la quantité des approvisionnements à renouveler; — enfin, en arrêtant à l'avance les menus quotidiens de la semaine, il affranchira le cuisinier des préoccupations que ne manquerait pas de lui causer l'incertitude de la composition des repas, au moment même de les apprêter.

Un peu avant l'heure de la distribution, le servant de la dépense prépare les portions de pain, d'après les indications des relevés, et tient également prêtes les quantités de vin à distribuer par division. Le cuisinier en fait autant pour la viande et pour les aliments qu'on sert au poids. Les infirmiers des divisions n'ont plus ensuite qu'à enlever le tout et à le répartir selon les prescriptions des cahiers.

Le bureau de la dépense est aussi tenu de pourvoir au chauffage, à l'éclairage et aux besoins courants des autres services, tels que : savons, cristaux, éponges, cire, brosses, balais, etc. — C'est dire que sa prévoyance doit être à la hauteur de sa bonne volonté.

Son personnel comprendra :

Un aide comptable, — un commis, — un cuisinier, — trois servants.

Ses locaux se composeront :

D'une pièce pour l'office ; — deux pour la cuisine et la laverie ; — une pour la remise du matériel de l'éclairage ; — une cave ; — un bûcher.

III. *Bureau du matériel.* — A cet important bureau ressortissent : l'approvisionnement et la conservation du matériel très complexe et toujours coûteux, constituant le mobilier d'un hôpital : — le blanchissage, les réparations et les transformations du linge et des effets ; — l'entretien des locaux ; — en un mot, la surveillance de tous les travaux intérieurs réclamés par le train d'une maison considérable et très habitée.

Quelques détails suffisamment précis me paraissent indispensables pour vous donner une juste idée de la composition de ce matériel, dont on est naturellement disposé à exagérer par désir de bien faire, ou à amoindrir par inexpérience les proportions strictement obligatoires.

LITERIE

ET PRINCIPAUX USTENSILES MIS A LA DISPOSION D'UN MALADE

Objets de couchage.

Une couchette en fer articulée et solide, avec tablette de tête et pieds suffisamment élevés pour faciliter l'examen du malade. — Cette couchette doit avoir pour dimensions :

Longueur	—	1 m.	95
Largeur	—	0	98
Hauteur { Tête	—	1	14
{ Pieds	—	0	83

2 Couvertures en laine, dont une blanche.

8 Draps de lit en toile.

1 Matelas composé de 13 kilogr. de laine et de 5 k. de crin.

1 Sommier élastique métallique — souple et commode à nettoyer. — Les salles militaires de l'Hôtel-Dieu de Poitiers ont actuellement en service un modèle des plus satisfaisants de lit à sommier, offrant toutes les conditions désirables d'élasticité, de solidité, et de bon marché qu'on ne saurait trop recommander. (Système Wyss.)

A défaut de sommier élastique, on se servira de paillasses garnies de paille de maïs (35 kilog. environ), soigneusement choisie parmi les feuilles les plus blanches et les plus souples.

1 Traversin contenant 2 500 grammes de laine.

1 Petit sac de lit en toile.

1 Descente de lit en laine.

Habillement, lingerie et chaussure.

3 Bonnets de coton.

Ce chiffre a la valeur d'une révélation peut-être indiscrète, mais fort expressive du faible, bien connu, de nos soldats pour cette modeste partie de leur équipement hospitalier. J'ai cherché longtemps, sans pouvoir le découvrir, le vrai motif d'une prédilection qui ne touche par aucun côté à ce désir du brillant, dont tout militaire, quel que soit son rang, ne tarde pas à subir la fascination.

Ce vulgaire couvre-chef donnerait-il à nos troupiers la sensation, factice mais confortable, de la coiffure guerrière qui lui prête communément son nom avec une dédaigneuse ironie ? — L'appendice, d'une grâce douteuse, qui le surmonte, leur ferait-il goûter la fière illusion d'arborer à leur tour ce superbe panache blanc dans lequel ils honorent avec une juste admiration le signe éclatant de l'autorité et de la gloire ?... Ou, tout simplement, par un état psychologique spécial, leur serait-il indispensable de maintenir leur tête à une température plus élevée que le reste du corps ?

L'étonnant spectacle qui s'est offert à mes yeux,

pendant ma première nuit de bivouac, à l'armée du Rhin, me disposerait à admettre cette dernière hypothèse. Veuillez me permettre de vous en faire le récit à titre de trait de mœurs militaires.

Vous n'êtes pas sans savoir que le soldat en campagne est muni d'une demi-couverture en laine grise, désignée sous le nom de couvre-pied, qualification qui ne laisse aucun doute sur l'usage réglementairement réservé à cet objet de campement. Quelle ne fut donc pas ma surprise, lorsque, curieux de juger, à la veille des terribles événements qui se préparaient, de la physionomie d'une armée reposant, suivant l'expression consacrée, à la belle étoile, j'aperçus, en parcourant le front de bandière du bataillon dont je partageais la fortune, des files entières de dormeurs, les pieds à l'air, et la tête enveloppée, à en suffoquer, dans les plis épais du couvre-pied ! — J'ai bien des fois depuis revu la même scène dans les campements les plus divers, et j'en ai naturellement conclu qu'en toute circonstance, au propre comme au figuré, le soldat se tient pour obligé d'avoir la tête chaude.....

Mais cette concession, libéralement octroyée, à une coquetterie toute professionnelle, ne saurait nous faire perdre de vue que le trousseau de nos malades n'a pas exclusivement pour but de leur procurer l'agréable ; l'utile a aussi ses exigences à revendiquer, et les articles ci-après ne vous paraîtront certainement pas suspects d'encourager une présomptueuse frivolité. .   .   .   .

1 Paire de bretelles.
2 Caleçons de cretonne.
1 Capote en drap beige.
2 Paires de chaussette en coton.
2 —   —   en laine.
6 Chemises de coton.
4 Mouchoirs de toile.
1 Pantalon de drap.
1 Paire de pantoufles.
3 Serviettes.

Objets spéciaux.

1 Crachoir en porcelaine avec couvercle.
1 Planchette pour billet de salle.
1 Pot à tisane en porcelaine avec couvercle.

Objets pour les repas.

1 Assiette creuse $\}$ en porcelaine renforcée.
1 Assiette plate
1 Couteau.
1 Cuiller à soupe.
1 Fourchette.
1 Planchette pour les repas.
1 Verre à boire.

Meubles.

1 Table de nuit garnie.
1 Chaise, si la table de nuit n'est pas pourvue de siège.

Ces tables de nuit doivent être en bois d'essence dure, chêne ou noyer, — ou en bois blanc peint et verni, avec double table de marbre, remplacée, si les ressources budgétaires s'y opposent, par un revêtement en toile cirée pour la table supérieure, en linoléum pour l'inférieure.

En généralisant ces données, nous déterminerons ainsi qu'il suit la composition des principaux effets et objets nécessaires à l'*approvisionnement d'un hôpital de 100 lits.*

Objets de couchage.

100 Couchettes en fer.
200 Couvertures de laine.
800 Draps de lit en toile.
100 Enveloppes à matelas.
 20 Enveloppes pour oreillers. — Il est généralement alloué un oreiller par 10 malades. La moitié des oreillers est garnie de plume, l'autre moitié de crin.
 20 Enveloppes pour paillasses. — Dans les hôpitaux pourvus de sommiers élastiques, ces enveloppes sont destinées à permettre de faire quelques lits avec paillasse pour certains malades ou blessés, auxquels ce genre de couchage peut seul convenir.
100 Enveloppes pour traversins.
100 Petits sacs de lit.
 80 Sommiers élastiques indépendants ou faisant corps avec les couchettes.

60 Taies d'oreiller.

483 Kilogr. de crin pur.

1480 Kilogr. de laine.

12 Kilogr. de plume pour oreillers.

Habillement, Lingerie, Chaussure.

20 Blouses de corvée pour les servants.

300 Bonnets de coton.

100 Paires de bretelle.

200 Caleçons en cretonne.

120 Capotes de drap, dont 100 en drap beige et 20 en drap bleu foncé pour officiers.

600 Paires de chaussettes, dont 200 en coton et 400 en laine.

600 Chemises de coton.

600 Cravates de coton.

40 Gilets de flanelle, à raison de 1 malade sur 20 en faisant usage.

400 Mouchoirs de toile.

6 Nappes.

120 Pantalons en drap, dont 100 beiges et 20 bleu foncé.

40 Pantalons de toile.

150 Paires de pantoufles.

8 Sarreaux de médecin.

400 Serviettes.

150 Tabliers, dont 100 pour les infirmiers et 50 pour les médecins.

200 Torchons.

30 Vestes de toile.

Objets à l'usage spécial des malades.

100 Crachoirs.
100 Planchettes pour billets de salle.
100 Pots à tisane.

Objets pour les repas.

200 Assiettes, dont la moitié creuse et l'autre plate.
100 Couteaux.
125 Cuillers.
125 Fourchettes.
100 Planchettes pour repas.
100 Verres à boire.

Meubles.

100 Tables de nuit garnies.

Lingerie et buanderie. — Les approvisionnements ci-dessus indiqués ont été calculés d'après les quantités nécessaires à effectuer les échanges de linge exigés par les soins de la plus élémentaire propreté. Ces rechanges se font aux époques périodiques ci-après :

Draps de lit	tous les dix jours.
Caleçons	— huit —
Chemises	
Cravates	
Bonnets de coton	
Mouchoirs	— cinq —
Serviettes	
Chaussettes	

sans préjudice, bien entendu, des besoins urgents que l'état de certains malades ne permet pas de réglementer.

La fourniture et la préparation du *linge à pansement*, les réparations du linge de corps et des effets sont en outre à la charge du service de la lingerie, qui sera naturellement confié à une dame ou sœur surveillante, secondée d'une ouvrière et d'un servant.

Un mot seulement au sujet du *linge à pansement*. Il est à peine besoin de vous rappeler qu'on désigne sous ce nom l'ensemble des objets en toile ou en coton, employés pour le pansement des plaies : draps d'alèze, écharpes, bandages de toute sorte, charpie, coton, étoupe, compresses, bandes, gaze, etc. Ces objets dont il est fait, comme vous le savez, un très grand usage, deviendraient une cause de dépenses sérieuses si leur entretien et leur renouvellement n'étaient attentivement surveillés. — Pour les confectionner, on se sert avantageusement de linge à demi usé, beaucoup plus souple que le neuf, se prêtant mieux ainsi à l'exacte application des appareils.

Vous n'ignorez pas non plus que, depuis plusieurs années, la charpie, après un règne tant de fois séculaire, a presque entièrement disparu de la pratique chirurgicale, pour céder la place à des produits plus faciles à purifier de germes pathogènes et à imprégner de préparations antiseptiques. Il y aurait cependant exagération à la

proscrire sans appel : car elle constitue un ex-
cellent moyen d'utiliser le vieux linge hors d'u-
sage ; en outre, soigneusement aseptisée par l'étu-
vage, bichlorurée ensuite ou phéniquée avant sa
mise en service, elle échappe à peu près sûrement ux critiques qui ont amené son discrédit.

Le local de la lingerie comprendra au minimum : un magasin avec étagères pour le linge et
un atelier de réparation.

Buanderie. — Dans les hôpitaux permanents,
le service de la buanderie exige une installation
spéciale et complète : lavoir couvert, buanderie
proprement dite, pourvue de tous les engins et
appareils nécessaires au lessivage, atelier de
pliage, séchoir à l'air libre et séchoir couvert ;
et comme personnel : un surveillant, deux la-
veuses, un servant.

Un hôpital improvisé ne saurait ni ne pour-
rait être aussi grandement doté. Il se contentera
de l'aménagement sommaire dans une pièce ou
deux, de lessiveuses portatives, de cuviers et de
baquets ; ces moyens suffiront au nettoyage
urgent du linge de première nécessité, le gros du
blanchissage devant, de toute rigueur, s'effectuer
périodiquement au dehors.

Au service de la buanderie se rattache celui
de la *désinfection*. Cette indispensable application des théories antiseptiques paraît aujour-
d'hui portée à un degré de développement difficile à dépasser. Il n'y aura certainement bientôt
plus d'hôpital un peu important qui ne possède

une étuve à vapeur du système *Geneste* et *Herscher*, dont aucun autre procédé n'égale la puissance et la rapidité d'aseptisation.

L'Hôtel-Dieu de Poitiers, grâce aux libéralités réunies de l'Administration départementale et de la Commission des Hospices, présente actuellement un modèle d'installation de ce genre, que je recommande à votre légitime curiosité.

Mais il est des objets qui ne subiraient pas, sans danger de destruction, l'action de la vapeur surchauffée ; — de plus, les hôpitaux temporaires ne peuvent raisonnablement prétendre à un luxe par trop disproportionné avec leurs ressources. — Dans ces deux cas, les moyens faciles et peu coûteux à mettre en œuvre ne feront nullement défaut. Voici la nomenclature des principaux d'entre eux :

1° *L'incinération* : obligatoire pour les objets irrémédiablement contaminés, tels que : charpie, gaze, ouate ayant servi aux pansements.

2° *L'ébullition* dans l'eau pendant une demi-heure.

3° La solution aqueuse d'acide phénique à 5 et à 2 p. 100.

4° La solution aqueuse de bichlorure de mercure à 1 p. 1000.

5° Le lait de chaux à 20 p. 100.

6° La solution aqueuse de Crésyl à 5 et à 2 p. 100.

7° La solution aqueuse de sulfate de cuivre à 2 p. 100.

8º La solution aqueuse de chlorure de zinc à 5 et à 2 p. 100.

9º L'acide sulfureux en combustion, à raison de 20 gr. de soufre en poudre par mètre cube d'air à purifier.

Une pièce suffisamment isolée et facile à calfeutrer sera affectée à ces diverses opérations.

IV. *Bureau de la comptabilité.* — Nous ne nous arrêterons que fort peu à cette dernière station de notre pérégrination hospitalière, n'ayant plus, très heureusement pour la patience si méritoire dont vous voulez bien me donner la preuve, à consacrer que quelques instants à l'exposé sommaire de la comptabilité générale d'un hôpital.

Toutes les branches du service administratif, que nous venons d'analyser, ont pour centre de gravitation le bureau du comptable directeur. C'est là qu'après contrôle des pièces provenant des autres bureaux, s'établissent définitivement les comptes justificatifs de la totalité des dépenses effectuées pendant une période déterminée.

Rien de plus variable, dans l'application, que les règles de comptabilité usuelle adoptée par les administrations hospitalières. Mais une gestion bien ordonnée s'appliquera partout à répartir ses opérations en trois groupes élémentaires et distincts, sous les titres de : comptabilité en deniers, — comptabilité en consommations, — comptabilité en matières.

La comptabilité en *deniers* a pour éléments indispensables : le compte des avances de fonds ; — le registre journal des recettes et des dépenses ; — le carnet des achats sur place.

La comptabilité en *consommations* exige la tenue régulière du registre de réception des denrées et du livret des entrées et sorties des denrées et objets de consommation.

La comptabilité en *matières* s'arrête d'après les documents fournis par : les registres journaux ; — le compte des entrées et sorties des matières ; — le livret des réparations et transformations effectuées.

Je dépasserais imprudemment les limites de cette revue d'ensemble si je m'aventurais, en ce moment, dans les détails, très compliqués, de la tenue de ces divers registres. Plusieurs longues séances suffiraient à peine à une démonstration qui n'aurait d'autre résultat que de vous causer une fatigue sans profit. Nous retrouverons d'ailleurs, en nous occupant de l'organisation des formations sanitaires de campagne, l'occasion de vous fournir à ce sujet les indications pratiques correspondant aux exigences réglementaires de vos délégués et de nos directeurs.

Mais je m'aperçois que l'ordre naturel de cette promenade d'instruction vient de nous ramener à notre point initial, c'est-à-dire sur ce seuil même que vous avez franchi avec le louable désir d'assister en personne à l'exécution du service dont vous assumerez un jour l'honorable et lourde responsabilité. Veuillez donc, ici, Mesdames, Messieurs, permettre à votre cicerone d'une heure de vous faire part de la satisfaction qu'il éprouve à penser qu'un hôpital modèle n'aura désormais plus rien de caché pour vous ; — et aussi ses vifs regrets de ne pouvoir, aujourd'hui, retenir plus longtemps les aimables visiteuses et les sympathiques visiteurs qu'il a été heureux de conduire à travers les détours peu fréquentés d'un établissement hospitalier, et à qui il est également heureux de dire : au revoir, dans une séance ultérieure, que nous consacrerons à l'étude du fonctionnement spécial des infirmeries de gare et des hôpitaux auxiliaires de campagne.

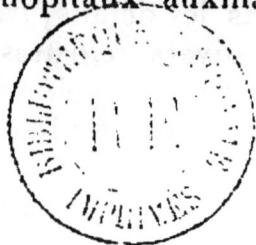

Poitiers. — Typ. Oudin et Cᶦᵉ.

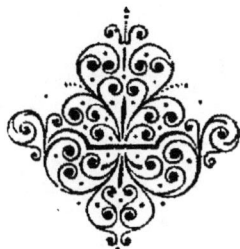

www.ingramcontent.com/pod-product-compliance
Lightning Source LLC
Chambersburg PA
CBHW071339200326
41520CB00013B/3032